ROLE DE LA VESSIE

PENDANT

L'ACCOUCHEMENT ET LA DÉLIVRANCE

(RÉTENTION D'URINE)

PAR

Le Docteur A. VIGOUROUX

PARIS

G. STEINHEIL, ÉDITEUR

2, RUE CASIMIR-DELAVIGNE, 2

1890

ROLE DE LA VESSIE

PENDANT

L'ACCOUCHEMENT ET LA DÉLIVRANCE

(RÉTENTION D'URINE)

PAR

Le Docteur A. VIGOUROUX

PARIS

G. STEINHEIL, ÉDITEUR

2, RUE CASIMIR-DELAVIGNE, 2

1890

A MON PÈRE

A MA MÈRE

A MON FRÈRE

A MES AMIS

A MON PRÉSIDENT DE THÈSE

M. LE PROFESSEUR PINARD

Professeur de clinique, d'accouchement et de gynécologie.
Chevalier de la Légion d'honneur

A MES MAITRES DANS LES HOPITAUX

M. LE PROFESSEUR DE CLINIQUE VERNEUIL

M. LE DOCTEUR JALAGUIER
Professeur agrégé.

M. LE DOCTEUR DESCROIZILLES

M. LE DOCTEUR TAPRET

ROLE DE LA VESSIE

PENDANT

L'ACCOUCHEMENT ET LA DÉLIVRANCE

(RÉTENTION D'URINE)

INTRODUCTION

Suivant assidûment la visite à la Maternité Baudelocque, nous avons pu nous convaincre de la façon vraiment remarquable dont M. le professeur Pinard pratique le palper abdominal.

Un matin, à la salle de travail n° 1, notre maître nous fit observer une femme enceinte, à terme, au début du travail et dont l'enfant placé dans l'axe longitudinal de la mère, avait la tête au détroit supérieur sans être engagée. Le rapport de cette tête avec le bassin de la mère était normal.

M. le professeur Pinard nous fit bien remarquer que le front et l'occiput se trouvaient à la même hauteur au-dessus des pubis, c'est-à-dire que cette tête n'était pas fléchie. Recherchant la cause de cette non-flexion, il nous montra une tumeur supra-pubienne, arrondie, molle, fluctuante, due à la vessie distendue par l'urine. Le cathétérisme immédiat donna issue à une assez grande quantité d'urine. Pratiquant le palper à nouveau, M. le professeur Pinard nous fit voir que cette tête s'était fléchie, et que l'occiput s'était abaissé.

Notre maître nous dit à ce moment, que la vessie distendue par l'urine pouvait être un obstacle considérable à l'accouchement et surtout à la délivrance. Nous nous sommes livré à des recherches à ce sujet. Ce sont ces recherches, ainsi que des observations recueillies à la Maternité, que nous publions dans notre thèse inaugurale.

Avant d'entrer dans notre sujet, qu'on nous permette de remercier M. le professeur Pinard pour la bienveillance avec laquelle il a mis à notre disposition les observations recueillies à la Maternité et pour le grand honneur qu'il nous fait en acceptant la présidence de notre thèse.

Nous ne saurions, sans ingratitude, passer sous silence la bonne volonté avec laquelle M. le chef de clinique et MM. les répétiteurs ont fait recueillir les observations qui pouvaient nous être utiles. Que MM. Boissard, Potocki, Varnier, Lepage et Bouffe me laissent leur adresser ici mes sincères remerciements.

HISTORIQUE

Avant Guillemeau, les accouchements étaient, comme le dit le professeur Pinard, entièrement entre les mains des sages-femmes ou des matrones. Mais « sous l'impulsion scientifique du barbier-chirurgien d'Avesnières, qui devint premier chirurgien du roi, Ambroise Paré et de Guillemeau, son élève, l'art des accouchements s'élève. L'ère des véritables accoucheurs va s'ouvrir.

Le XVIIe siècle va nous donner Mauriceau, Peu, Portal; le XVIIIe, Amand, Dionis, de La Motte, Grégoire, Puzos, Levret » (1).

Tous ou presque tous consacrent dans leurs traités quelques lignes à la rétention d'urine au moment du travail. Les accoucheurs du XIXe ne sont guère plus explicites. Les observations sur l'action que cette rétention peut avoir sur l'accouchement et la délivrance, ne se trouvent guère que dans des revues ou journaux périodiques.

Nous n'en ferons point ici une nomenclature qui serait fastidieuse. Dans le courant de ce modeste travail nous aurons l'occasion de les citer à l'appui des obstacles multiples que cette rétention, croyons-nous, peut occasionner dans l'accouchement et la délivrance.

(1) *Leçon d'ouverture du cours de clinique d'accouchement.*

DIVISION DU SUJET

Traitant notre sujet, surtout à un point de vue pratique, nous n'étudierons pas longuement l'anatomie et la physiologie de la vessie, ses rapports avec les organes voisins, ni l'étiologie et le mécanisme d'après lesquels la rétention d'urine se produit au début du travail. Nous serons plus explicite sur les symptômes et le diagnostic de cette rétention, ainsi que sur les conséquences qu'elle peut avoir sur l'accouchement, la délivrance, la vessie elle-même et les organes voisins. Nous en déduirons un pronostic assez sérieux et nous terminerons par le moyen de remédier à cette rétention d'urine.

ANATOMIE

Les rapports anatomiques de l'utérus et de la vessie sont décrits dans les traités spéciaux. Nous insisterons cependant sur quelques points intéressant plus particulièrement le sujet que nous traitons, et qui ont été mis en lumière surtout par Berry Hart et Halliday Croom.

La vessie, chez le fœtus, est un organe abdominal. A mesure que l'enfant grandit son bassin semble se développer plus que les organes qu'il contient, en sorte que la vessie finit par être un organe pelvien. Elle ne perd cependant pas son pouvoir de redevenir abdominale pour les raisons que nous donnerons tout à l'heure.

La forme de la vessie chez la femme diffère de celle qu'elle a chez l'homme. Au lieu d'être ovoïde, avec une distension moyenne, elle est plus aplatie d'avant en arrière, et non symétrique, sa moitié droite est plus large que la gauche. Son bas-fond se prête à une plus grande distension latérale à cause de la disposition du vagin et des organes pelviens en général. Cet aplatissement et cet élargissement sont plus marqués chez les femmes multipares que chez les primipares. Chez les premières l'organe tout entier a plus de largeur que de hauteur.

Haller admet que cet élargissement est dû à la pression que l'utérus gravide exerce sur son fond. Par suite de grossesses répétées cette expansion latérale deviendra de plus en plus marquée.

Barkow attribue cette forme spéciale moins aux effets de la pression de l'utérus gravide qu'aux mouvements et aux frottements que l'utérus et ses annexes exercent sur la vessie.

« Il me semble, dit Halliday Croom, que les deux causes doivent être invoquées. Quelle que soit la cause prépondérante le fait n'en existe pas moins ainsi que le montrent les figures de Pettigrew, indiquant la disposition des fibres musculaires de la vessie. »

Les rapports de la vessie et de l'urèthre avec le vagin sont intéressants à considérer au point de vue qui nous occupe. La face postérieure de cet organe est droite et complètement adhérente à la paroi antérieure du vagin et à la surface antérieure du col au niveau de sa jonction avec le corps de l'utérus. La face antérieure est située le long de la face postérieure du pubis, mais ne lui est point parallèle. Au niveau du bord supérieur de la symphyse elle en est très rapprochée ; mais à partir de ce point elle se dirige en arrière et en bas pour former un angle aigu avec l'urèthre. La plus grande partie de la face postérieure du pubis, n'est donc en contact ni avec la vessie ni avec l'urèthre, et, dans cet espace triangulaire, se trouve en abondance du tissu cellulo-graisseux lâche, formant en partie la cavité virtuelle de Retzius, sur laquelle Bouilly a de nouveau attiré l'attention (1). Cette laxité de connexion entre le pubis et la vessie est de la plus haute importance.

(1) Thèse d'agrégation, 1880.

Pendant les premiers mois de la grossesse la forme et les rapports de la vessie changent peu. L'abaissement de l'utérus gravide, aussi bien que son poids, grâce à ses attaches solides avec la paroi postérieure de la vessie, empêcheront l'élévation de cet organe distendu par l'urine. Son expansion antéro-postérieure ne peut plus se faire, et à mesure que l'urine s'accumule, la vessie ne s'agrandit légèrement que dans le sens transversal, aussi les femmes à cette époque de leur grossesse ont-elles de fréquentes envies d'uriner.

Lorsque l'utérus, à cause de son volume, est obligé de sortir du bassin et de prendre place dans la cavité abdominale, il n'en est plus tout à fait ainsi. Son expansion antéro-postérieure est toujours gênée par l'utérus ; son extension latérale seule est facile. Quant à son extension en hauteur elle ne se fera qu'après avoir abaissé la paroi vaginale antérieure. C'est à cette époque aussi qu'il se produit une modification dans la situation de l'urèthre. Il forme en effet une courbure légère à convexité inférieure ; si la vessie distendue entraîne sa portion vésicale en haut, la courbure augmente, si elle l'entraîne en bas elle diminue ou disparaît. Ce changement de courbure a lieu aussi quand le vagin entraîné en haut par l'utérus, entraîne lui-même en bas et en arrière le méat urinaire, qui cesse d'être avec le vestibule dans un même plan. Ces déplacements peuvent alors modifier la direction de l'orifice externe et rendent compte de la difficulté que l'on éprouve à pratiquer le cathétérisme.

A la fin de la grossesse, chez les primipares, la capacité de la vessie est diminuée, à cause de la situation basse du segment inférieur de l'utérus et de la tête fœtale, et chez les multipares, tout à fait à la fin de la grossesse, le résultat est semblable, quoique beaucoup moins marqué, à cause de l'abaissement de l'utérus.

Dans quelques cas de grossesse (abdomen pendulum) la vessie peut être comprimée de haut en bas et par suite avoir de la tendance à faire hernie vers le périnée ou dans le vagin. Celui-ci, lorsqu'il existe une rétention d'urine, est refoulé et sa paroi antérieure vient quelquefois s'appliquer contre l'orifice de la vulve où elle produit une tumeur qui peut faire saillie au dehors.

Au début du travail on peut observer des changements plus importants. L'urèthre est allongé et la vessie est élevée au-dessus des pubis. Ce fait est démontré cliniquement: la direction de l'urèthre, la longueur du cathéter exigé, la petite quantité d'urine souvent retirée, aussi bien que les résultats d'un examen du vagin prouvent suffisamment que dans les circonstances normales, pendant le travail, la vessie a cessé d'être un organe pelvien et devient un organe abdominal.

Cette modification dans la situation de la vessie se produit qu'elle soit vide ou distendue par l'urine. En effet, pendant la période d'effacement et de dilatation du col, celui-ci est tiré en haut par les contractions utérines et grâce à ses attaches solides au bas-fond de la vessie celle-ci le suit dans ses mouvements et devient abdominale.

La forme de la vessie au moment du travail n'est pas moins utile à connaître. Vers la fin de la grossesse, l'utérus a une forme ovoïde, pendant une douleur, il devient plus ou moins globuleux. Les diamètres longitudinal et transverse diminuent, tandis que l'antéro-postérieur est allongé, en d'autres termes pendant que l'utérus se raccourcit de haut en bas, il s'allonge d'avant en arrière, c'est-à-dire dans la direction de la vessie. Celle-ci ne peut donc plus se distendre qu'en avant, en soulevant la paroi abdominale. Si la rétention d'urine existe à la période d'expulsion, c'est-à-dire au moment où volontairement ou involontairement la femme contracte ses parois abdominales, la distension ne peut plus se faire en ce sens ; elle ne peut se produire que transversalement. L'espace vésical pour emmagasiner l'urine est donc diminué et peut être réduit à une simple fente située entre les deux parois. « La vessie urinaire, dit Smellie, chez la femme grosse, près du terme, est souvent tellement pressée par l'utérus qu'elle ne pourra contenir qu'une très petite quantité d'urine. »

ÉTIOLOGIE, MÉCANISME

La rétention d'urine, au moment de l'accouchement, peut tenir à des causes inhérentes à la grossesse et à des causes étrangères.

Nous savons que l'utérus, à partir du quatrième mois, remonte jusqu'à l'ombilic. Mais à la fin de la gestation, l'utérus qui, au début, se développe uniquement au niveau de son fond, s'amplifie dans les trois derniers mois, surtout, aux dépens de son segment inférieur. Il éprouve bientôt après, chez les primipares, un mouvement d'abaissement dû à l'engagement plus ou moins profond de la tête fœtale. Cet engagement que l'on observe souvent dans une première grossesse dès le huitième mois, n'a lieu que beaucoup plus tard chez les multipares où il peut même manquer tout à fait. Cet abaissement produit des phénomènes de compression qui se traduisent le plus souvent du côté de la vessie par une miction plus fréquente et moins copieuse. Lorsque le travail se déclare, la tête, fortement poussée par les contractions utérines, vient appuyer contre la face postérieure des pubis, et comprime en ce point le col et le bas-fond de la vessie ; elle peut même séparer la vessie en deux loges, comme le montre l'observation de Charrier (obs. XXIII).

Olhsausen, cité par Tarnier, n'admet pas ce mécanisme : il prétend que le segment inférieur de l'utérus en s'abaissant à la fin de la grossesse, quand la tête s'engage dans l'excavation, entraînerait la vessie ; la partie de l'urèthre qui confine au méat étant solidement fixée, ce canal se couderait fortement ; de là viendrait l'obstacle à l'excrétion de l'urine et la rétention.

L'utérus, à cette époque, est repoussé en avant par l'angle sacro-vertébral. Il en résulte une antéversion d'autant plus grande, que les parois abdominales sont plus relâchées, et que l'utérus a atteint un plus grand développement. Dans le cas où l'antéversion est assez marquée « le corps de la vessie, dit Cazeaux, forme un angle avec le col, et quelquefois même il est plus bas ». L'orifice même de l'urèthre est obstrué, ce qui augmente la difficulté de la miction.

Bien que, dans l'immense majorité des cas, les vices de conformation du bassin s'opposent à l'engagement du fœtus, à la fin de la grossesse, Bonafous signale comme possible une compression énergique de la vessie dans le cas où la tête s'engagerait suivant le diamètre antéro-postérieur agrandi (bassin cyphotique).

Des tumeurs du bassin ou des organes qu'il contient, qui avant la grossesse ne donnaient aucun trouble fonctionnel, peuvent, grâce au développement acquis par l'utérus gravide, mettre obstacle au cours des urines. Ces tumeurs peuvent comprimer directement le col de la vessie ou l'urèthre, ou bien repousser l'utérus en avant contre la symphyse.

Il peut arriver, d'autres fois, que la vessie refoulée en

masse pendant les premières douleurs, aille se loger tout entière dans la cavité pelvienne et fasse hernie dans le vagin. Cet accident s'observe principalement sur les multipares, chez lesquelles la cloison vésico-vaginale est plus ou moins relâchée. A mesure que la tête descend dans l'excavation, cette tumeur est refoulée et la miction devient sinon impossible, de plus en plus difficile.

Quelquefois c'est un calcul poussé par la partie qui se présente qui, s'il est d'un certain volume, peut se loger dans le col, ou à l'origine du canal et amène la rétention. Louise Bourgeois et Smellie en rapportent des exemples.

Le Dr Boissard a, dans ces dernières années, attiré l'attention sur les cystites dans son remarquable mémoire sur les troubles de la miction chez la femme (1883).

Cazeaux mentionne encore comme causes, le prolapsus utérin, une péritonite ancienne.

Enfin, nous citerons le tamponnement vaginal qu'on emploie encore quelquefois pour arrêter une hémorrhagie de la fin de la grossesse. Cette cause tendra de plus en plus à disparaître à mesure que les opinions du professeur Pinard sur ces hémorrhagies et leur traitement seront mieux connues.

SYMPTOMES ET DIAGNOSTIC

« Quelle que soit la période de l'accouchement où l'on est appelé, il ne faut jamais omettre l'examen de la vessie. Les renseignements fournis par la parturiente sont souvent trompeurs : tourmentée par les douleurs de la parturition, préoccupée de l'issue de cet acte important, son attention est, tout entière, fixée sur ce point ; tous les autres phénomènes la laissent indifférente » (Padzinski). Ses réponses, tantôt vagues, tantôt trop affirmatives, ne doivent être acceptées qu'avec réserve. La sage-femme ou la garde peuvent faire un récit entaché d'erreur ; la femme peut uriner par regorgement, ainsi que Merriman en rapporte un très bel exemple :

Observation I. — Dernièrement je fus appelé près d'une parturiente en travail languissant ; m'étant informé combien il y avait de temps qu'elle avait uriné, il me fut répondu que l'urine s'écoulait à chaque douleur, si bien qu'elle restait continuellement mouillée. N'étant pas satisfait de cette réponse, je passai la main sur l'abdomen, en dessous du nombril, et sentis très distinctement la vessie considérablement distendue. Ayant introduit le cathéter, je retirai les deux quarts et demi d'une pinte d'urine très colorée. Cette accumulation d'urine dans la vessie avait rendu le travail beaucoup plus lent qu'il n'aurait pu l'être sans cela (*Sinopsis of difficult parturition*, 1826).

L'accoucheur devra lui-même tâcher d'arriver à la vérité. L'examen qu'il est obligé de faire pour se rendre compte de la marche du travail, lui sera de la plus grande utilité. La palpation et le toucher lui permettront de constater l'état de la vessie.

Lorsque celle-ci est distendue dans la cavité abdominale, les caractères suivants permettent de la reconnaître. Elle forme une tumeur distincte au-dessus des pubis, plus large en haut qu'en bas, séparée de la tumeur utérine arrondie, par un sillon transversal ou oblique. Cette tumeur est molle, fluctuante, rénitente pendant une contraction, mate à son centre. La femme éprouve une pesanteur au périnée, du ténesme vésical, des douleurs à la région hypogastrique, douleurs qui se propagent dans les aines et dans les lombes. Si on comprime cette tumeur, on éveille ou on accroît la douleur, le besoin d'uriner, et on détermine quelquefois l'issue d'un peu de liquide par le méat. L'utérus est remonté dans la cavité abdominale, son col vient appliquer le col de la vessie ou le bas-fond contre la symphyse et provoque de l'œdème de toute cette partie des organes génito-urinaires ; on trouve alors une tumeur de la grosseur du pouce résultant de leur engorgement (obs. XVI).

La femme est alternativement immobile parce que tous ses mouvements retentissent sur la vessie, et agitée parce qu'elle essaie, par des efforts réitérés, d'expulser l'urine. Il y a de l'inquiétude, de l'anxiété, le pouls est petit, serré, fréquent ; peu à peu la fièvre s'allume, le visage s'injecte, le ventre se tuméfie.

Si alors la vessie n'est pas vidée, on ne tarde pas à

voir se développer tous les symptômes d'une péritonite : nausées, vomissements, sueurs visqueuses exhalant une odeur urineuse, puis altération des traits, délire, coma, mort. C'est là le tableau des cas aigus, heureusement fort rares.

Lorsque la dysurie s'établit d'une façon lente et progressive, la vessie peut se laisser distendre à l'insu de la malade, et acquérir un volume énorme, sans occasionner dès le début, ces symptômes généraux graves que nous venons de décrire. C'est alors surtout que l'état local doit fixer l'attention de l'accoucheur. Quand la vessie est aussi distendue elle remplit l'excavation et on peut la sentir en introduisant le doigt dans le vagin.

Lorsque la vessie est refoulée dans le bassin et qu'il y a cystocèle vaginale, la femme éprouve un sentiment de plénitude dans le bassin et des tiraillements à l'ombilic. On sent par le toucher sur la paroi supérieure du vagin une tumeur lisse, molle, fluctuante dans l'intervalle des contractions, tendue au moment des doulenrs. Il existe des besoins fréquents d'uriner ; mais malgré les efforts réitérés de la femme cette poche ne peut se vider complètement.

Le réservoir urinaire peut se déplacer latéralement et même constituer à l'intérieur du bassin une tumeur qui expose à des erreurs de diagnostic.

M. Christian, cité par Cazeaux, lui assigne les caractères suivants. On reconnaît ce déplacement de la vessie à une plénitude particulière sur un des côtés du bassin, remarquable surtout pendant les contractions utérines qui donnent à la tumeur de la tension et une élasticité évidente. Quoique les limites de cette tumeur soient en général circonscrites, sa base est pourtant un peu diffuse. Elle s'étend sur le côté du bassin jusqu'au sacrum. Son volume varie en raison de la quantité de fluide accumulé dans la poche; on l'a vu égaler le tiers du diamètre transverse du bassin. Après le cathétérisme la tumeur s'affaisse complètement et l'on peut en dirigeant en bas la la concavité de la sonde, sentir à travers ses parois le bec de l'instrument qu'on fait facilement mouvoir d'avant en arrière dans une direction horizontale.

Avec les caractères que nous avons donnés de la tumeur formée par la vessie distendue par l'urine, on ne peut guère faire d'erreur de diagnostic.

On peut cependant, pendant un moment, la confondre avec l'ascite, une tumeur liquide de l'ovaire, une tumeur fibreuse de l'utérus ou des organes voisins. Les douleurs que cette rétention occasionne peuvent faire croire à un début de travail, ainsi que le confirme l'observation suivante de James Carson.

Observation II. — Un des élèves de Anglesey Hospital de Dublin, vint me chercher un matin de bonne heure pour voir une femme du dehors, au sujet de laquelle il était très inquiet. Elle était, me dit-il, depuis longtemps en travail, mais les eaux ne s'étaient pas encore écoulées. Cette femme avait des douleurs très intenses dans le ventre. En l'examinant, je trouvai le bassin rempli par une tumeur molle et ce ne fut qu'en contournant cette tumeur avec la main que je pus arriver sur le col, qui n'était pas effacé. Je pris mon ami à part et lui dis que cette femme n'était pas en travail. Je le priai de faire le cathétérisme et il retira une grande quantité d'urine. Les douleurs cessèrent immédiatement ainsi que les symptômes du travail (*Med. Times and Gaz.*, 1859).

Enfin, quand la poche des eaux est rompue et que l'utérus se moule sur le fœtus on pourrait attribuer le relief volumineux qu'elle forme quelquefois au fœtus lui-même. On l'a prise pour une grossesse gémellaire. « Nous nous souvenons d'une femme qui avait été envoyée à l'hôpital des Cliniques, comme ayant une grossesse gémellaire anormale et chez laquelle une grossesse simple avait été seulement accompagnée au moment du travail d'une rétention d'urine complète. » Charpentier. Traité d'accouchement, 1890.)

Un moyen de diagnostic très précieux consiste à combiner le toucher vaginal avec la palpation hypogastrique. En pressant alternativement avec l'une et l'autre main, on perçoit le phénomène d'ondulation. Du reste, le cathétérisme bien fait lèverait tous les doutes.

Le diagnostic de la cystocèle vaginale semble plus difficile tout d'abord avec certaines tumeurs du vagin. Un examen attentif fera reconnaître les différences qui existent entre ces tumeurs et la cystocèle. Nous citerons cependant deux erreurs de diagnostic qui ont été faites par des chirurgiens étrangers. L'une dans laquelle une cystocèle fut prise pour une tête d'hydrocéphale, l'autre pour la poche des eaux.

Nous ne reproduirons que la première de ces observations due à Merriman.

Observation III. — Une pauvre femme dans le voisinage de cette ville (Marlborough), étant prise des douleurs de son premier enfant, appela la sage-femme qui l'assista pendant deux jours, et alors craignant quelque complication, à cause d'une tumeur qui paraissait devant la tête de l'enfant fit appeler un chirurgien. Celui-ci, malheureusement, ne fut pas averti du temps considérable qui s'était écoulé depuis la dernière miction ; il ne s'en informa même pas. Croyant que cette tumeur était la tête d'un enfant hydrocéphale il la ponctionna. Les douleurs du travail continuèrent, l'enfant fut expulsé mort. Pendant plus d'un mois la femme fut en danger de mort, au bout de ce temps elle expulsa un lambeau de vessie et se rétablit, mais il subsista une incontinence d'urine. (*Sinopsis of difficult parturition*, 1826.)

CONSÉQUENCES

A la fin de la grossesse.

Avant d'examiner les conséquences que la vessie distendue par l'urine peut avoir sur l'accouchement et la délivrance, nous dirons quelques mots de l'influence de cette rétention sur la fin de la grossesse.

A cette époque, chez les primipares surtout, la tête s'engage dans l'excavation en poussant devant elle la paroi antérieure du segment inférieur de l'utérus, elle comprime le col ou le bas-fond de la vessie et peut donner lieu à une rétention d'urine. La vessie ne pouvant être vidée, il en résulte des douleurs très pénibles avec ténesme vésical et, par réflexe, contraction des parois abdominales. Sous l'influence de ces contractions répétées, l'utérus peut lui-même y participer, et le travail commencer prématurément.

Observation IV. — Je fus appelé sur le soir du 14 janvier. Mme T... avait eu des douleurs toute la journée dans l'abdomen et les parties génitales. A l'examen, je trouvai une vessie prolabée et distendue par l'urine. Je la vidai au moyen du cathéter et seulement alors, je pus atteindre le col situé très en haut et en arrière. L'orifice n'était pas encore dilaté. Une potion carminative opiacée calme les douleurs jusqu'au 22 janvier. A cette époque nouvelles douleurs, nouvelle évacuation avec le cathéter, un narcotique arrête encore le travail ; l'orifice n'est toujours pas dilaté. Une troisième fois le 29 janvier, à trois heures du soir, je fus appelé pour des douleurs qui avaient le même caractère. Le col très en arrière était atteint difficilement, je vidai la vessie et trouvai un orifice à peine dilaté. L'utérus étant en antéversion, je fis coucher la femme et réduisis l'antéversion au moyen d'une serviette roulée autour de l'abdomen ; j'administrai une petite dose d'opium et la laissai à 4 h. 10 du soir. A 6 heures je fus rappelé, les douleurs avaient recommencé, mais maintenant elles étaient actives ; l'orifice du col était facilement atteint et considérablement dilaté. Le travail marcha rapidement et fut terminé à 7 heures 30 minutes du soir (BROADBENT. *Transact. of obst. Society of London*, 1864).

La rétention d'urine peut apporter un obstacle considérable à l'examen de la femme. Comment pratiquer le palper explorateur avec une tumeur liquide souvent très tendue et qui masque une grande portion de l'utérus. Quant au palper mensurateur, M. le professeur Pinard qui le pratique pourtant avec une grande certitude, a toujours eu soin de faire vider la vessie avant de le pratiquer. Cette simple constatation suffirait à montrer combien cette rétention est nuisible dans cette occasion si elle n'était quelquefois cause d'une erreur très grave pour le fœtus, en amenant l'accoucheur à provoquer le travail à une époque où le fœtus n'est pas encore viable. « La tête, dit le professeur Pinard, peut mal s'appliquer au niveau du détroit supérieur, ou déborder la symphyse alors qu'il n'y a pas rétrécissement du bassin quand la vessie est pleine d'urine et le rectum rempli de matières fécales » (1). L'auscultation n'est guère possible quand

(1) *Traité du palper abdominal*, 1889.

les bruits du cœur fœtal ont leur maximum derrière cette poche liquide qui agit alors absolument comme le liquide amniotique en quantité exagérée.

Le toucher vaginal donne des renseignements certains quand l'orifice du col est dilaté et que le doigt peut y pénétrer, mais avant tout début de travail il est bien rare que le col soit suffisamment entr'ouvert pour permettre cet examen. De plus, le segment inférieur de l'utérus n'est que peu communément assez mince pour permettre un examen à travers son épaisseur. Enfin, le col lui-même peut être dévié et situé en haut et en arrière par suite du déplacement du segment inférieur repoussé contre l'angle sacro-vertébral par la vessie distendue par l'urine.

Observation V. — Le professeur Depaul, cité par Mons, raconte qu'il a été appelé pour une femme hémiplégique qui se trouvait dans un état très grave. En examinant le ventre, il trouva l'utérus complètement refoulé à gauche, presque sous les côtes, sur la ligne médiane un paquet intestinal, et à droite, une grosse tumeur s'élevant presque jusqu'à trois travers de doigt au-dessus de l'ombilic. La malade n'urinait que par regorgement. Le médecin qui avait été appelé ne pouvait atteindre le col. M. Depaul pratiqua le cathétérisme, il s'écoula immédiatement quatre litres d'urine. La forme du ventre changea, Le col fut atteint aisément, le travail continua, on fit une application de forceps, et on retira un enfant vivant.

Observation VI (*Maternité Baudelocque*). — B..., 25 ans, multipare, deux grossesses antérieures, terminées à terme par l'expulsion d'enfants mort-nés en présentation du siège. A cette grossesse, qui est la troisième, l'enfant occupe une position franchement transversale. Par le toucher, on ne trouve aucune partie engagée. La lèvre antérieure du col n'est atteinte qu'à grand'peine en déprimant fortement le périnée et en faisant soulever le siège de la femme. La vessie forme une tumeur nettement visible à l'hypogastre. Par le cathétérisme, on retire 800 grammes d'urine, le col revient au centre du vagin ; il est en voie d'effacement. Il est 4 heures du matin ; à 11 h. 45, la dilatation étant complète, M. le professeur Pinard pratique la version pelvienne et ramène le pied droit. Extraction facile d'un enfant vivant du poids de 3070 grammes.

Observation VII (*Maternité Baudelocque*). — X..., primipare, à terme. L'enfant se présente par le sommet amorcé en G.T. ; le bassin est vicié, l'angle sacro-vertébral accessible. Cette femme arrive à la salle de travail à 7 heures du matin le 19 septembre 1890. Elle a des douleurs depuis le 18 à 7 heures du soir. Tumeur hypogastrique inclinée à gauche, mesurant 15 centimètres d'étendue depuis la symphyse pubienne. Un sillon oblique de gauche à droite sépare cette tumeur de l'utérus incliné fortement à droite. Le col est très en arrière, à peine accessible. Il semble en voie d'effacement. Par le cathétérisme, on retire 300 grammes d'urine. La tumeur hypogastrique disparaît, l'uterus revient sur la ligne médiane et on atteint le col. Cette femme accouche spontanément 35 heures après d'un enfant vivant. Le travqil a duré 42 heures 25 minutes. L'expulsion du placenta fut spontanée, mais par suite d'inertie utérine, cette femme perdit 1380 grammes de sang recueilli et pesé pendant et aussitôt après la délivrance.

Quelquefois l'accoucheur est appelé près d'une femme qui se plaint de légères douleurs dans l'abdomen. On examine la femme et on trouve la tête de l'enfant en bas, et qui n'est point engagée. Voici ce qui se produit : les trois axes (utérin, fœtal, pelvien) sont en conjonction, mais le bassin est large, la tête petite et alors « lorsque la vessie est distendue par l'urine, la tête précédemment dans l'excavation s'en échappe facilement » (1). Qu'une contraction survienne au moment du travail, et elle surprend l'enfant dans une mauvaise position; la tête n'est pas fléchie elle peut se défléchir complètement et une présentation de la face est constituée. Si la tête, refoulée par la vessie, est située dans une fosse iliaque, sous l'influence des mêmes conditions une présentation de l'épaule peut en résulter.

Observation VIII (*Maternité*). — Louise B..., 21 ans, secondipare. Quoique son bassin soit légèrement vicié (promontoire accessible) elle accouche une première fois spontanément d'un enfant vivant en présentation du sommet. Le 3 juin, à la consultation, l'enfant se présentant par le siège est ramené la tête en bas par le Dr Boissard, chef de cliniqne. Le 2 juillet, cette femme revient se faire examiner, la tête de l'enfant reste en bas, mais elle est située dans la fosse iliaque gauche. Le cathétérisme ramène une grande quantité d'urine, et aussitôt la tête revient au niveau du détroit supérieur. On garde cette femme dans le service et elle accouche le 18 juillet en 7 heures un quart de travail.

Observation IX (*Maternité*). — Marie M..., 24 ans, secondipare à terme, ayant quelques douleurs, se présente à la consultation le 22 mars, à 3 heures du soir. L'enfant a la tête en bas, mais située dans la fosse iliaque gauche. La vessie étant distendue par l'urine, on retire par le cathétérisme 500 gr. de liquide. Immédiatement la tête revient au niveau du détroit supérieur. A 10 heures du soir, la tête a de nouveau tendance à glisser dans la fosse iliaque gauche. Le cathétérisme donne issue à 875 gr. d'urine. La tête revient au niveau du détroit

(1) Pinard. *Loc. cit.*

supérieur en D. T. Comme la femme éprouve toujours quelques douleurs, on lui applique la ceinture eutocique du professeur Pinard, on ne la lui retire que le 25 à minuit. La tête reste bien engagée, et le 28 mars elle accouche spontanément d'un enfant vivant du poids de 3160 gr.

Observation X (*Maternité*). — W..., primipare, 22 ans; dernières règles le 10 janvier. Palper difficile, on sent à peine la tête en bas rejetée en arrière. Elle est séparée de la paroi abdominale par une tumeur fluctuante qu'on perçoit surtout par le toucher. En pratiquant simultanément la palpation et le toucher on a la sensation de flot. On atteint à peine la partie fœtale qui se présente. Cette femme n'a cependant pas de cystocèle. Le col est ramolli dans toute son étendue, l'orifice externe est légèrement entr'ouvert; il y a des contractions utérines manifestes, indolores. Sur notre prière cette femme laisse échapper après beaucoup d'efforts 300 gr. d'urine. Une demi-heure après, M. le chef de clinique examinant cette femme trouve une tête bien engagée en position gauche, variété antérieure. Il avait suffi de quelques contractions pour maintenir cette tête dans une bonne situation. Cette femme accouche spontanément quatre jours après d'un enfant vivant du poids de 3260 gr.

Observation XI (*Maternité*). — Marie C..., 24 ans, un accouchement antérieur à 8 mois, se présente à la consultation le 27 mars, enceinte de 8 mois et demi. La tête de l'enfant est en bas, mais elle est repoussée dans la fosse iliaque droite par la vessie distendue par l'urine et qui occupe la fosse iliaque gauche. Au toucher on ne trouve plus de cul-de-sac latéral droit, il est effacé. Par le cathétérisme on retire 700 gr. d'urine. Immédiatement la tête se place en position droite variété postérieure. Le lendemain à la visite l'excavation a repris sa physionomie normale; la tête reste au détroit supérieur assez bien engagée. Cette femme accouche le 5 mars en 6 heures 20 minutes.

Outre l'action de la vessie sur la tête, celle-ci avait, pour ainsi dire, séparé la vessie en deux lobes : l'un en arrière et à droite, l'autre en avant et à gauche. C'est une disposition à laquelle il faut songer quand la tête appuie fortement sur le pubis, car on pourrait vider une loge seule, l'autre restant remplie et empêchant la tête de s'engager (observ. XXIII).

Pendant le travail.

Lorsque l'urine séjourne longtemps dans son réservoir, elle subit là une véritable décomposition, dont la conséquence est l'altération de l'épithélium vésical qui normalement est imperméable. Dès lors l'absorption est possible, les matériaux de l'urine pénètrent dans le sang et donnent lieu à des accidents typhoïdes qui amènent le plus souvent la mort.

M. le professeur Bouchacourt, cité par Padzinski, a vu un cas de rétention d'urine tout à fait méconnue, chez une femme enceinte, vers la fin de la grossesse. Elle succomba dans un état comateux qui fut attribué à une fièvre typhoïde. La version pratiquée avant la mort amena un enfant vivant. La femme ne montra aucune sensibilité pendant les manœuvres.

Observation XII. — Un jeudi 26 mai 1672, je fus appelé pour voir une demoiselle qui souffrait de grandes douleurs dans la région des reins. Sur les 7 heures du soir, la sage-femme m'envoya prier de revenir..... Je sentis l'enfant qui présentait la tête appuyée contre le pubis de la mère, laquelle manquait de forces pour un si rude travail. Elle était en convulsions et sans connaissance. Elle ne fut pas plutôt accouchée qu'elle revint de son assoupissement et de son délire sans savoir néanmoins ce qui s'était passé dans son travail (PORTAL. *La pratique des accouchements,* 1682).

Portal explique ces convulsions qu'il a vues plusieurs fois, par la compression et la distension de la vessie « qui est une partie membraneuse et par conséquent sensible et à cause de la communication de ses parties nerveuses qu'elle a avec le cerveau et l'estomac ».

Broadbent attribue à la rétention d'urine dans la vessie, les symptômes d'hystérie qu'il rencontra chez deux femmes, en travail depuis un certain temps. Chez l'une, il y avait prolapsus de la vessie, chez l'autre, il n'y avait pas de déplacement. Voici ces deux observations :

OBSERVATION XIII. — Mme C..., multipare, prise de douleurs sérieuses à 3 heures du soir, le 5 mars ; vue pour la première fois à 9 heures 15 minutes. Incapable de retenir ses urines pendant un mois, urine maintenant à chaque douleur. Douleurs incessantes et expulsives, avec beaucoup de souffrance dans la région vésicale. Constamment gémissements, mouvements saccadés, agitation, tendance à symptômes hystériques.

Vessie partiellement prolabée. Orifice utérin en haut, près du sacrum, quelque peu dilaté. Patiente placée sur le côté et laissée jusqu'à 11 heures du matin. On vide alors la vessie, à midi 30 minutes on recommence. Délivrance à 3 heures 25 du soir (*Transactions of obst. Society of London*, 1864).

OBSERVATION XIV. — Mme W... a eu précédemment deux enfants ; le premier vécut 6 heures après un travail laborieux, le second vint au monde mort. Je fus appelé à 9 heures du matin le 11 janvier. L'orifice du col avait environ deux pouces, il était mince, mou, humide, dilatable. La tête se présentait en première position du sommet. Pendant l'examen, la femme se plaignit que je la faisais mourir; elle tournait la tête en arrière, portait ses regards vers le ciel, simulant l'inconscience, imitant la respirat on stertoreuse, la voix avait un ton pleurard affecté, la face une expression d'anxiété. Le travail marcha lentement et je reconnus bientôt qu'il y avait deux sortes de douleurs ; la contraction utérine véritable qui donnait lieu à un cri de véritable souffrance, et une autre contraction consistant en une série d'efforts rapides, courts, violents et expulsifs des muscles de l'abdomen, accompagnés de grimaces, de gémissements et de carphologie. Étant certain de la présentation je ne surveillais que les mouvements hystériques ; mais à midi 30 minutes, portant la main sur l'abdomen, je trouvai, au-dessous de l'utérus, une seconde tumeur, siégeant dans la région hypogastrique et formée par la vessie distendue. J'introduisis tout de suite, un cathéter et je retirai une grande quantité d'urine. Il en résulta un soulagement immédiat, en peu de minutes elle fut en repos et quand survint une contraction utérine aucun des symptômes précédents ne réapparut. Les douleurs prirent un nouveau caractère, le travail progressa rapidement et elle endura les douleurs finales avec plus de constance qu'on en a d'ordinaire (*Trans. of obst. Society of London,* 1864).

L'urine accumulée dans la vessie peut ralentir le travail à toutes ses périodes. Au début, alors que la tête n'est pas encore bien engagée, la vessie peut être située sur un des côtés du bassin, et, même quand il y a une petite quantité d'urine, elle rétrécit le diamètre transverse du bassin et empêche la descente régulière de la partie qui se présente. De plus, le segment inférieur de l'utérus se trouvant déplacé, la tête fœtale ou la poche des eaux n'appuiera pas franchement et régulièrement sur ce segment inférieur. Les contractions utérines seront contrariées par ce déplacement du globe utérin qui, par quelque partie de son segment inférieur, reposera sur le pourtour de l'excavation. L'effort qui se produit sur cette portion se trouvera détruit puisqu'il se perd sur un plan résistant ; le col ne se dilatera pas régulièrement, ce qui augmentera la longueur du travail (obs. XX).

Lorsque la dilatation de l'orifice du col est complète, le travail peut encore être retardé par la fatigue qu'éprouve l'utérus épuisé par ses violentes contractions du début. La femme elle-même tourmentée par les douleurs réflexes que lui cause le ténesme vésical et par les douleurs mêmes de l'accouchement, qu'on la sollicite à faire valoir, s'épuise à contracter ses muscles de la paroi abdominale qui deviennent impuissants au moment où ils seraient utiles, à la période d'expulsion. Les contractions utérines, après s'être ralenties progressivement, cessent tout à fait. Que d'applications de forceps n'ont pas eu d'autres indications que cette inertie utérine produite par un épuisement de cet ordre.

Observation XV (*Maternité*). — Jeanne B..., 28 ans. Son premier accouchement offre ceci d'intéressant qu'elle n'eut de douleurs qu'à la période d'expulsion. Quand elle entre à la salle de travail le 22 juillet, à 1 heure 45 minutes du soir, elle est enceinte de 9 mois. Elle ne ressent que quelques douleurs à la région hypogastrique. Au palper on constate des contractions utérines manifestes. L'enfant se présente par le sommet, bien engagé, en position droite, variété postérieure. La dilatation est longue, elle demande près de 11 heures. Elle était déjà complète depuis un quart d'heure et la tête n'avançait pas, quand tout d'un coup la parturiente demande à uriner, sous l'influence d'une contraction utérine elle urine violemment à deux reprises : urine recueillie, 300 grammes environ. La tête descend brusquement, apparaît à la vulve, et 5 minutes après la femme est accouchée.

Observation XVI (*Maternité*). — Rosalie B..., 24 ans, primipare, enceinte de 9 mois. Enfant se présentant par le sommet, bien engagé en position gauche, variété antérieure. Elle entre à la salle de travail à 3 heures et demie du soir, le 5 octobre. Elle est en douleurs depuis 4 heures du matin. Le palper est douloureux, la femme se dit très fatiguée, elle a l'air en effet abattue. Elle présente à la région hypogastrique une tumeur triangulaire à base supérieure, située sur la ligne médiane et mesurant 14 centimètres depuis la symphyse pubienne. Elle est séparée de l'utérus par un sillon transversal. Par le cathétérisme on retire 525 grammes d'urine, l'utérus qui mesurait 36 centimètres s'abaisse de 4 centimètres ; malgré cela les douleurs sont éloignées et la dilatation n'est complète qu'à 11 heures du soir. En raison de l'œdème de la vulve, et de son étroitesse l'expulsion fut lente, excessivement douloureuse et dura deux heures. Durée totale du travail, 21 heures.

Observation XVII (*Maternité*). — Adèle G..., 25 ans, secondipare, enceinte de 9 mois environ, se présente à la consultation pour des douleurs légères dans le ventre, le 30 mars. Début du travail à 4 heures du soir, le 31 mars. Elle entre à la salle de travail à 3 heures du matin, le 1er avril, avec l'orifice du col dilaté comme une petite paume de main, la dilatation ne fut complète qu'à 4 heures 45 minutes du matin. Cette femme avait de violentes douleurs dans la région hypogastrique et le palper était très douloureux. La vessie qui mesurait 11 centimètres de hauteur est évacuée, on retire 700 grammes d'urine. L'expulsion demanda 2 heures, aussitôt après laquelle elle perdit 1200 grammes de sang. Délivrance normale.

Observation XVIII. — Le 23 novembre 1672, j'ai vu une femme âgée de 23 ans, qui était en travail de son premier enfant depuis quatre jours après l'écoulement de ses eaux, ayant une entière suppression de l'urine et des gros excréments. Elle avait pour lors la vessie si pleine d'urine que son ventre en était tuméfié de telle sorte, qu'il y paraissait deux éminences distinctes et séparées l'une de l'autre, qui auraient pu faire croire qu'elle aurait eu deux enfants sans cette considération.

Comme cette femme n'avait plus de douleurs, un confrère de Mauriceau appelé, fit l'extraction de l'enfant avec le crochet d'une cuiller à pot. La femme survécut, mais elle eut ensuite très longtemps une incontinence d'urine (Mauriceau. *Observ. sur la grossesse et l'accouchement des femmes*, 1738).

Observation XIX. — Je fus appelé par une sage-femme, pour une parturiente dans le Hay Market. Les membranes étaient rompues depuis plusieurs heures et la tête se présentait. Elle se plaignait de douleurs continuelles à la partie inférieure de l'abdomen, et elles augmentaient dans le temps des douleurs de l'enfantement, ce qui l'obligeait de se retenir le plus qu'il était possible. La femme n'avait pas uriné depuis plusieurs heures et je pensai que la douleur devait provenir d'une trop grande distension de la vessie. Je pratiquai le cathétérisme et je retirai une grande quantité d'urine. Il survint sur-le-champ une douleur et la femme fut délivrée aussitôt après (Smellie. *Observations sur les accouchements*, 1765).

Observation XX. — Une femme robuste, âgée d'environ 19 ans et enceinte pour la 1re fois, souffrait depuis 24 heures quand elle arriva à l'hospice, elle était à terme et l'orifice commençait à s'ouvrir, il était mou et dilaté du côté droit, rigide et non extensible du côté gauche. A travers les membranes on sentait une partie volumineuse et peu dure. Quelques instants après son arrivée les membranes se rompirent et les fesses s'engagèrent dans une direction telle que l'anus et le coccyx étaient à droite et fortement portés en arrière. Une fois arrivées dans l'excavation, les fesses s'arrêtèrent, les douleurs cessèrent. La vessie fortement distendue occupait tout l'hypogastre et même l'ombilic. On pensa que cette distension était cause de l'inertie, au moyen de la sonde on se hâte d'extraire cette énorme quantité d'urine. En effet, quelques douleurs parurent alors, la femme poussant avec énergie on tire un enfant de six livres et demie, plein de vie et de santé (Mme Lachapelle. *La pratique des accouchements*, 1821-1825).

Observation XXI. — Marie-Anne Daubanton, 30 ans, fit une chute aux environs du 10 août 1761. Depuis ce temps jusqu'au 16 septembre, les douleurs ont augmenté et il y a eu strangurie. Le sphincter de la vessie était si resserré qu'il ne fut pas possible d'introduire la sonde : la malade eut dans ce temps quelques douleurs pour accoucher et les eaux percèrent, mais il n'était pas possible de l'accoucher ; la vessie avait acquis un volume trop considérable et l'orifice de la matrice se trouvait trop comprimé par la vessie ; les douleurs de toute espèce étaient très violentes. MM. Pierre et Fassau, docteurs en médecine, furent appelés. Le cas était pressant. Ponction avec un trocart. 6 pintes d'urine s'écoulent. La détention qui se fit à la fin de l'opération fit cesser toutes les douleurs, et une demi-heure après, la malade urina par les voies naturelles une quantité suffisante pour percer son lit, environ 4 pintes. Une heure plus tard, les douleurs pour accoucher surviennent; en une demi-heure elle accouchait d'un enfant mort. Quelques jours après la femme vaquait à ses occupations. (*Journal de méd., chirurg. et pharm.* de A. Roux, 1762).

Observation XXII. — Marie Parr..., 40 ans, dans le mois d'octobre, ayant atteint le terme de la gestation, commença à avoir des douleurs le matin du samedi. Ses 9 accouchements antérieurs ayant été très longs, elle attendit au lundi alors que les membranes furent rompues, pour faire appeler une sage-femme. Les douleurs étaient fortes, l'orifice presque complètement dilaté ; le soir le travail n'était guère plus avancé. A mon arrivée, j'examinai la femme et fus frappé d'une plénitude dans un des côtés du bassin ; la malade n'avait pas uriné depuis la veille, mais était constamment mouillée. On trouvait la vessie nettement distendue au palper ; au toucher on ne trouvait aucune partie engagée. Quand par le cathétérisme on eut retiré une pinte et demie d'urine on sentit l'extrémité de l'instrument qui allait presque jusqu'au sacrum. La tête descendit dans l'excavation à la douleur suivante. J'en conclus que l'enfant serait vite expulsé et je pris congé de la femme. Ce que j'avais prévu eut lieu. Le lendemain je fus rappelé parce qu'elle était encore en travail ; je trouvai un second enfant que la distension de la vessie empêchait d'être expulsé. Je pratiquai le cathétérisme, et en trois douleurs un second enfant vint au monde. Elle se rétablit promptement et n'eut que quelques jours de la rétention d'urine (Christian. *Edinb. med. Journal*, 1813).

Comment expliquer l'affaiblissement de l'action utérine en pareil cas ? On a invoqué la douleur. Voici comment Portal s'exprime à ce sujet : « J'ai vu plusieurs femmes en pareille occasion dont la vessie se trouvant pleine, leur causait d'extrêmes douleurs jusqu'à retarder l'accouchement ». C'est aussi l'opinion de Mme Lachapelle, de Velpeau. Ce dernier ajoute : « L'action des muscles ne pouvant plus être transmise à la matrice que médiatement à travers une couche plus ou moins épaisse de fluide cesse d'être aussi efficace ». Cette dernière raison ne nous explique pas du tout comment les contractions utérines se ralentissent, deviennent plus courtes ; comment il y a inertie utérine en un mot.

Dubois attribue la suppression des douleurs à une sorte d'instinct qui fait que la femme se retient de pousser dans la crainte d'une rupture de la vessie.

C'est un point sur lequel on ne peut faire que des hypothèses. Nous croirions assez volontiers que la vessie distendue par l'urine exerce une pression sur le globe utérin, diminue sa puissance contractile par la gêne qu'elle apporte à la contraction régulière de ses fibres musculaires.

Cystocèle.

Lorsque la paroi antérieure du vagin est prolabée et qu'il existe une cystocèle vaginale, les symptômes de la rétention d'urine ne sont pas tout à fait les mêmes, et les conséquences sont beaucoup plus graves. Voilà pourquoi nous nous occupons des cystocèles dans un chapitre à part.

Lorsqu'il y a simple rétention d'urine le travail pourrait à la rigueur, chez les femmes très vigoureuses, se terminer seul ; la vessie sous l'influence des contractions énergiques de l'utérus remonterait tout à fait dans l'abdomen et après un travail de plusieurs heures et même de plusieurs jours l'enfant pourrait être expulsé, et la femme se rétablir. Dans le cas de cystocèle, l'accouchement ne peut guère se terminer spontanément, quand la tumeur qui existe remplit l'excavation.

Les premiers symptômes de cet état de la vessie apparaissent au début du travail. Les contractions utérines préliminaires, généralement sans douleurs, et souvent inconnues affectent la vessie prolabée, de fréquentes envies d'uriner surviennent, et si la vessie ne peut se vider les contractions utérines sont bientôt accompagnées d'une douleur dans cet organe par suite de la pression et des tiraillements qui deviennent de plus en plus intenses. Cette douleur semble exciter l'utérus à des contractions plus fréquentes et plus pénibles ; et si on ne fait attention qu'à la fréquence et à l'acuité des douleurs on peut croire à un travail rapide. Ces douleurs ont cependant un caractère particulier. L'intervalle qui les sépare est plus court qu'au début du travail normal, et les femmes disent qu'elles souffrent au ventre, mot par lequel elles désignent indistinctement la région hypogastrique, la vulve et le vagin. Dans ce cas son siège réel est la vessie. La posture que prend la femme est aussi différente. Au lieu de placer ses mains sur ses hanches comme beaucoup de femmes le font en marchant, et de se promener dans leur chambre, les femmes affectées de cystocèle, restent arrêtées, à demi courbées sur le dos d'un fauteuil, ou assises les mains ou les coudes appuyés sur les genoux. Avec cela on constate un visage renfrogné, grimaçant, les lèvres pincées. Les femmes font de violents efforts, mais saccadés, courts, spasmodiques, involontaires, presque attendus avec une grande anxiété et une expression d'impatience et de souffrance. Fréquemment la femme qui, en général, est multipare, trompée par la sensation de pesanteur qu'elle éprouve au périnée, par les douleurs violentes et expulsives qu'elle ressent, se croit sur le point d'accoucher et se cramponne à son lit comme à la période d'expulsion.

En appliquant la main sur l'abdomen on sent en effet des contractions utérines, mais chaque contraction est suivie d'un spasme des muscles de l'abdomen. Par le toucher on constate qu'à chaque contraction l'utérus est poussé en bas par le spasme des muscles abdominaux, et chaque fois, l'utérus arrête ses contractions ; l'orifice utérin se dilate très lentement et la parturiente souffre de violentes douleurs sans effet. La cavité du bassin est remplie par une tumeur plus ou moins molle, fluctuante, nettement attachée derrière les pubis, empêchant le doigt de passer entre elle et ces derniers pour atteindre le col de l'utérus ; on ne peut y arriver qu'en contournant cette tumeur par derrière. Si on pratique le cathétérisme on sent la sonde presque jusqu'au sacrum et séparant le doigt du segment inférieur de l'utérus. Lorsque la vessie est vidée on trouve le col très en arrière, si bien que la partie antérieure du segment inférieur de l'utérus occupe presque seule le vagin.

La cystocèle vaginale, non seulement entrave le travail et le prolonge d'une façon considérable, mais elle le fait cesser par épuisement de la femme. Les contractions utérines ne reparaissent plus qu'à de longs intervalles et finissent même par disparaître complètement. Heureusement que cet obstacle est assez facile à reconnaître pour un accoucheur instruit et un peu expérimenté.

Observation XXIII. — Mme X..., 32 ans, a eu sept enfants. Le travail du huitième se prolonge outre mesure. Les contractions utérines sont lentes et espacées. Je constate la vessie énormément distendue et séparée en deux lobes, l'un sus-pubien, l'autre vaginal, par la tête de l'enfant. Le cathétérisme était rendu impossible par la compression de la tête sur le canal de l'urèthre ; je fais placer la malade sur les genoux et les coudes, la tête fœtale n'étant plus soutenue, quitte la partie postérieure de la symphyse pubienne et descend un peu vers l'ombilic. La femme laisse échapper un flot considérable d'urine, tellement abondant qu'elle remplit presque un vase de nuit. La réduction des deux tumeurs est opérée. Aussitôt les douleurs se raniment et la femme accouche naturellement une demi-heure après d'un enfant vivant (Charrier. *Gaz. des hôpitaux*, 1866).

Observation XXIV. — Une femme âgée de 35 ans, robuste, en travail, à terme de son neuvième enfant, le 27 septembre à 5 heures du matin. Les douleurs ont continué toute la journée et le jour suivant. La sage-femme qui l'avait assistée à ses quatre derniers accouchements trouvait celui-ci encore bien plus laborieux que les précédents. Pouls à 100°, plein et fort, langue légèrement chargée, peau chaude et humide. La femme a uriné un peu avant mon arrivée. Au toucher, on trouve un corps gonflé et allongé ressemblant à un sac élastique, membraneux, analogue à un placenta, faisant une grande saillie et occupant la partie antérieure et inférieure du bassin. Comme il n'y a pas de symptômes urgents, on attend ; on répète les lavements, la femme n'urine pas. On pratique le cathétérisme, et on retire une demi-pinte d'urine très colorée, le travail n'avance pas, le sac vaginal persiste, on croit que cela tient à une disposition naturelle. Plus tard on pratique le cathétérisme, les mêmes phénomènes persistent.

Une consultation a lieu avec M. Carmichael. On examine attentivement le sac qui proémine dans le vagin ; on croit d'abord qu'il appartient aux eaux d'un second enfant, on découvre enfin qu'il est formé par la vessie. Une sonde bien dirigée donne issue à une pinte d'urine colorée. Le sac s'est effacé. L'accouchement a pu alors être accompli (DOYLE. *Gaz. des hôpitaux*, 1840).

OBSERVATION XXV. — Mme J..., âgée d'environ 30 ans, en est à son troisième enfant. Cette femme, à mon arrivée, était en travail depuis trois jours. Les douleurs avaient presque complètement disparu. A l'examen, je trouvai le vagin rempli par une tumeur formée par la vessie prolabée et distendue par l'urine. La tête de l'enfant se présentait au détroit supérieur par le sommet, mais ne pouvait pénétrer vu l'état de la vessie. Je la vidai et la remontai de façon à la placer au-dessus du pubis. Craignant que l'accouchement ne se termine spontanément et ne voulant pas laisser la parturiente aux soins d'une femme inexpérimentée, je pensai qu'il valait mieux terminer l'accouchement, les membranes n'étant pas encore rompues. Je fis aisément l'opération avec ma main gauche et délivrai un enfant mâle, mort. Le placenta fut rapidement expulsé. Aucune hémorrhagie ne survint (JAMES EGAN. *Med. Times and Gaz.*, 1872).

OBSERVATION XXVI. — A une heure du soir, le 29 mai dernier, je fus appelé par une de mes clientes en travail de son dixième enfant. Les accouchements antérieurs avaient été très rapides, si bien que les trois derniers étaient nés avant mon arrivée. Je la trouvai assise sur une chaise, faisant de violents efforts toutes les deux ou trois minutes. La face colorée, le pouls rapide, la respiration anxieuse. Depuis une semaine, tous les matins, elle avait les mêmes douleurs. Ce matin elles avaient commencé à 6 heures du matin, mais au lieu de cesser après une couple d'heures comme d'habitude, elles avaient continué à augmenter. Elle ne croyait pas que ce fussent les vraies douleurs de l'accouchement. En l'examinant sur son lit, je trouvai la vessie prolabée, remplissant la partie antérieure et gauche du bassin ; le passage du doigt était difficile ; j'atteignis quand même le col et je trouvai l'orifice dilaté comme une pièce de monnaie (une couronne). Il était mou, les membranes intactes. L'utérus se contractait, mais bien moins douloureusement que les muscles de l'abdomen. Nulle tumeur vésicale audessus du pubis. Je pratiquai le cathétérisme et retirai 8 onces d'urine. La tumeur fluctuante disparaît entièrement et l'utérus se contracte modérément toutes les 10 ou 15 minutes ; le col étant très dilatable, je rompis les membranes, la tête s'engagea et environ 4 heures après l'enfant était expulsé. La naissance avait été retardée par la grosse taille de l'enfant et par sa situation ; le front était au niveau du trou obturateur droit. La patiente se rétablit très bien et n'eut aucun accident du côté de la vessie, grâce au décubitus dorsal que je lui fis garder pendant un mois. (Ramsbotham. *Med. Times and Gaz.*, 1859).

Observation XXVII. — Une femme de 30 ans, ayant eu trois couches normales, la dernière il y a quatre ans, éprouve, le 19 avril, les premières douleurs. Tout marche bien d'abord, puis les douleurs restent sans effet quoique la tête se présente en première position. Le bassin était occupé par une tumeur liquide qui, dans les contractions, venait obturer la lumière du canal vaginal. Comme la parturiente n'avait pas uriné depuis 16 heures et que l'on ne pouvait sentir la vessie distendue audessus du pubis, on diagnostiqua un déplacement de la vessie distendue. Ce diagnostic fut confirmé par le cathétérisme, et à la suite le travail marcha régulièrement. Mais comme il y avait toujours un léger rétrécissement du bassin, on dut appliquer le forceps et après trois ou quatre tractions, on amena la tête. L'enfant était une fille de volume moyen. Suites de couches normales, sans complications du côté de la miction (Hans Brennecke. *Centralb. f. Gyn.*, 1879).

Nous dirons seulement quelques mots du rôle de la

vessie pendant les opérations obstétricales, car nous ne voulons traiter que les accouchements normaux. Cette rétention d'urine, outre les difficultés qu'elle crée à l'opérateur, par la tumeur qu'elle forme dans le bassin et par la gêne qu'elle apporte à ses manœuvres, expose la vessie elle-même à des froissements et à des contusions. Dans l'opération césarienne elle peut être intéressée par le bistouri ; il ne faut jamais oublier que dans ce cas le bassin étant très rétréci, la vessie ne peut s'y loger et se trouve presque toujours tout entière hors de cette cavité ; alors qu'elle ne contient que peu d'urine.

Pendant la délivrance.

Entre l'accouchement et la délivrance, la vessie distendue par l'urine joue un rôle très important ; aussitôt après l'expulsion de l'enfant, l'utérus se rétracte et c'est grâce à sa rétractilité que le placenta détaché peut être expulsé. Si à ce moment la vessie est distendue par l'urine, ce sac liquide empêchera les contractions utérines régulières, une portion de ce muscle creux ne se rétractera pas, le placenta qui peut être décollé à ce niveau, laissera des orifices sanguins béants et il en résultera une hémorrhagie qui pourrait être mortelle si on n'était pas prévenu.

Le palper explorateur rend à ce moment un grand service. On sait que le fond de l'utérus aussitôt après l'expulsion mesure environ 14 centimètres au-dessus du pubis, c'est-à-dire qu'en général il est au-dessous de l'ombilic. Si donc à ce moment, le fond de l'utérus atteint ou dépasse l'ombilic, on peut penser aussitôt à une hémorrhagie interne, mais si l'utérus tout en s'élevant très haut conserve son volume et sa consistance, il faut songer à l'état de la vessie « et le palper fait aisément reconnaître la présence d'une tumeur molle, fluctuante ou rénitente située au-dessus du pubis (1) ».

Mme Lachapelle raconte dans ses mémoires qu'un jour ses élèves la firent appeler pour une femme au sujet de laquelle elles avaient une grande inquiétude à cause de la hauteur considérable que l'utérus avait au-dessus de l'ombilic. « Je la dissipai à l'instant par l'application de la sonde. »

Observation XXVIII (*Maternité*). — Léocadie J..., 18 ans et demi. Primipare enceinte de 9 mois, entre à la salle de travail à 8 h. 30 du soir le 1er octobre 1890. La dilatation de l'orifice du col se fait en 6 heures, l'expulsion en 30 minutes et a lieu à 3 h. 20 minutes du matin, le 2 octobre 1890 ; à 3 heures 35 minutes, voyant l'utérus remonter à 23 cent. au-dessus de la symphyse on pouvait craindre une hémorrhagie interne, mais comme il existait une tumeur arrondie au-dessus de la symphyse et que l'utérus paraissait bien contracté on pratiqua le cathétérisme et on retira 300 gr. d'urine. L'utérus ne mesura plus que 20 cent., hauteur qu'il conserva jusqu'à l'expulsion du placenta qui n'eut lieu qu'à 5 heures du matin, c'est-à-dire 1 heure 40 minutes après l'expulsion de l'enfant.

Observation XXIX (*Maternité*). — Joséphine R..., 30 ans, primipare, enceinte de 9 mois, entre à la salle de travail à 7 heures 1/2 du soir, le 12 juillet 1890. Les périodes de dilatation

(1) Pinard. *Loc. cit.*

et d'expulsion furent assez longues, le travail dura vingt heures et demie. Aussitôt après l'expulsion l'utérus remonte à gauche bien au-dessus de l'ombilic, la vessie fortement distendue remonte presqu'à l'ombilic. Par le cathétérisme on retire 500 gr. d'urine ; l'utérus revient à une hauteur normale et s'y maintient sur la ligne médiane.

L'action de la vessie distendue par l'urine au moment de l'expulsion du placenta a une importance beaucoup plus grande. La vessie par le fait même de sa distension pendant l'accouchement est momentanément paralysée. On conçoit que dans ce cas, la rétention se produit facilement. La vessie dilatée exerce sur le col de la matrice une compression qui peut s'opposer à l'expulsion du placenta et même à son extraction par le moyen du cordon. Alors la femme éprouve des douleurs d'un nouveau genre, qui proviennent de ce que l'arrière-faix s'approchant de l'orifice utérin comprime la vessie distendue et son col irrité. Cette rétention du placenta avec le cordon pendant entre les jambes de la femme est une source de danger au point de vue de l'infection.

Une complication beaucoup plus grave est l'inertie utérine, qui, par l'hémorrhagie qu'elle produit, menace la vie de la femme d'une manière immédiate. Cette hémorrhagie se continue sous l'influence du placenta retenu qui empêche la matrice de revenir sur elle-même, de sorte que la femme subit les conséquences d'un cercle vicieux dont elle ne peut sortir que par une délivrance artificielle, à moins qu'on ne vide la vessie.

Heureusement cette complication est rare. Les hémorrhagies de cette nature qui ont été observées à la Maternité n'ont jamais eu une pareille gravité, elles n'ont jamais menacé la vie de la femme. Mais si les parturientes qui ont présenté de semblables accidents avaient été livrées aux soins d'accoucheurs inexpérimentés, plusieurs fois ces hémorrhagies auraient pu atteindre la gravité que nous signalions plus haut.

Cette rétention du placenta peut être cause d'intervention alors qu'un simple cathétérisme eut suffi, et malgré la sécurité que nous offre l'antisepsie nous croyons qu'une délivrance artificielle est toujours plus grave qu'un simple cathétérisme. M. le professeur Pinard nous a raconté qu'un jour un de ses confrères l'envoya chercher pour une rétention du placenta. Il s'apprêtait à faire une délivrance artificielle, quand en mettant la main sur l'abdomen il sentit une tumeur formée par la vessie distendue. Il pratiqua le cathétérisme, et de simples tractions sur le cordon suffirent à extraire le placenta. Il y avait 8 heures que cette femme avait expulsé son enfant.

Observation XXX (*Maternité*). — Louise B..., 24 ans, primipare, enceinte de 9 mois environ. L'enfant se présente par le sommet amorcé en position droite, variété postérieure. Le travail commence à 6 heures du soir, le 14 septembre ; la dilatation est complète à 11 heures 10 minutes et l'expulsion n'a lieu qu'à 2 heures 35 minutes du matin, le 16 septembre, par suite de la résistance du périnée. La durée totale du travail est de 33 heures 55 minutes. Après l'accouchement l'utérus augmentait encore de volume. On s'aperçut alors d'une tumeur vésicale. Par le cathétérisme on retire 300 gr. d'urine et le placenta est expulsé immédiatement après. On retire du vagin 300 gr. de caillots, mélangés de sang liquide. L'utérus revient rapidement sur lui-même.

Observation XXXI (*Maternité*). — Aimée Gr..., 27 ans. Première grossesse il y a 3 ans. Accouchement normal, d'une fille encore vivante. Elle entre à la salle de travail le 9 août, à 2 heures 30 minutes du soir. Les douleurs ont commencé à midi 30, le 9 août ; la dilatation est complète à 3 heures 30 et l'expulsion se fait à 3 heures 45. Cette femme perdit 500 gr. de sang avant la délivrance qui n'eut lieu que 2 heures après. A 4 heures 35, le placenta n'était qu'en partie engagé, et l'utérus fortement incliné à droite par la vessie distendue. Le cathétérisme donne issue à 400 gr. d'urine, l'utérus revient sur la ligne médiane et l'engagement se complète rapidement. On fait l'extraction simple une demi-heure après.

Observation XXXII (*Maternité*). — Marie J..., 28 ans, primipare, enceinte de 8 mois environ. L'enfant se présente par le sommet bien engagé en G.A. Le début du travail a lieu à 1 heure 30 du matin, le 19 août, la dilatation est complète à 3 heures 30 du matin, et l'expulsion a lieu à 5 heures 50 du matin.

Entre l'expulsion et la délivrance cette femme perdit 300 gr. de caillots, la vessie distendue par l'urine, formait une saillie à l'hypogastre. Le cathétérisme est pratiqué; aussitôt le placenta tombe dans le vagin et est expulsé spontanément à 7 heures 25 du matin, 2 heures 20 minutes après la naissance de l'enfant.

Observation XXXIII (*Maternité*).— Thérèse W..., 18 ans, primipare, enceinte de 9 mois. L'enfant se présente par le sommet en D. P. Le travail commence à 10 heures du soir, le 26 juin, la dilatation est complète à 5 heures du matin, le 27 juin, mais l'expulsion n'a lieu qu'à 8 heures 30 du matin, le 27 juin. La durée totale du travail a été de 10 heures 30. La période d'expulsion a été retardée par la rotation vicieuse de la tête qui, au lieu de tourner à droite, a tourné à gauche. (Bosse séro-sanguine sur la partie latérale gauche de la tête.)

A 11 heures 30, c'est-à-dire, 3 heures après l'expulsion de l'enfant, le placenta n'était pas encore engagé, la vessie semblait la seule cause de cet empêchement, on pratique le cathétérisme et immédiatement le placenta a été extrait.

Observation XXXIV (*Maternité*).— Henriette V..., 27 ans, primipare. Luxation congénitale double des fémurs, les deux bosses frontales sont saillantes. L'enfant se présente par l'extrémité céphalique en D.T., mais il n'y a aucun engagement, le bassin étant canaliculé, et la face antérieure du sacrum étant plus saillante à gauche qu'à droite. Le palper mensurateur démontre la nécessité d'interrompre le cours de la grossesse. A 2 heures 30 du matin la dilatation étant complète, M. le Dr Varnier, répétiteur, fait une application de forceps. Une demi-heure après le placenta ne s'engage pas, le doigt ne peut atteindre l'insertion du cordon, mais comme cette femme ne perd pas de sang et comme l'utérus paraît bien rétracté, on attend pour faire la délivrance. 5 heures après l'expulsion de l'enfant, on pratique le cathétérisme, on retire 400 gr. d'urine. Immédiatement le placenta tombe dans le vagin.

Observation XXXV. — Je fus appelé auprès d'une primipare qui était accouchée depuis 26 heures. La délivrance se faisait encore attendre. La sage-femme avait fait plusieurs tentatives d'extraction sans réussir. L'accouchée accusait une envie pressante d'uriner et une ardeur dans le canal de l'urèthre qui l'incommodaient beaucoup.

La vessie distendue arrivait à deux travers de doigt de l'ombilic. La femme n'avait pas uriné depuis la veille, et avait fait plusieurs fois des efforts inutiles. En explorant par le vagin, et en suivant le cordon ombilical, j'arrivai au placenta placé immédiatement sur l'orifice de la matrice et probablement détaché en entier. J'exerçai d'abord quelques tractions sur lui au moyen du cordon, mais la femme se plaignit d'une vive douleur dans le pubis, et je sentis que le cordon céderait plutôt que le placenta. Alors je pris le parti de vider d'abord la vessie ; le cathétérisme pratiqué donna issue à 1 litre et demi d'urine foncée en couleur. Il fut facile alors d'extraire l'arrière-faix au moyen du cordon. Une grande quantité de sang noir et de caillots suivit le placenta et les membranes (STOLTZ. Thèse de concours, Strasbourg, 1834).

Enfin, après la délivrance, la distension de la vessie peut mettre obstacle à la rétraction de l'utérus et être cause de l'hémorrhagie. Lumley Earle (1) a cité plusieurs observations de ces faits.

(1) *Trans. of obst. Society of London,* 1864.

PRONOSTIC

Le pronostic de la rétention d'urine simple, sans déplacement de la vessie et sans complications ultérieures, est assez favorable pour la mère, au point de vue de la vie. Parmi les nombreuses observations que nous avons recueillies et lues dans les différents ouvrages d'accouchement, nous n'avons guère trouvé que les deux suivantes où la mort soit survenue.

Observation XXXVI. — Le 9 juin 1730 je fus appelé pour voir une femme en travail ; elle était d'un âge moyen, d'une taille médiocre, assez grosse et avait eu plusieurs enfants. Je la trouvai dans une situation déplorable. La sage-femme qui l'avait soignée s'était sauvée à mon arrivée. La tête de l'enfant ne s'était jamais présentée et la sage-femme avait blâmé la parturiente de ne pas faire valoir davantage ses douleurs. Depuis le début de son travail, elle avait à peine rendu quelques gouttes d'urine. Le cinquième jour la sage-femme soupçonnant que cette suppression d'urine pouvait être la cause de ce que l'enfant ne sortait pas, fit donner successivement deux potions diurétiques et irritantes qui furent sans effet ; les forces de la femme diminuant, le sixième jour on m'envoya chercher au milieu de la nuit. Cette femme mourut un quart d'heure après mon arrivée. A l'autopsie on trouva « un corps membraneux et noirâtre, semblable à du sang coagulé (c'en était en effet) qui couvrait toute la partie antérieure de la matrice, quoiqu'elle fût si distendue par la présence de l'enfant ». Derrière ce sang et à côté de l'utérus se trouvait un sac plein d'eau, qui remontait jusqu'au rein droit. C'était la vessie urinaire qui avait acquis ce volume énorme et qui avait été repoussée sur le côté par la matrice ; elle contenait environ 4 pintes de Paris d'urine (Smellie. *Observations sur les accouchements,* 1765).

Observation XXXVII. — Je fus appelé à 14 milles de distance pour une femme qui avait été deux jours en travail laborieux : le premier, soignée par une sage-femme, le second, par une autre. Son mari, qui était venu me chercher, me donna une si mauvaise idée de l'état de sa femme que je pensai tout de suite que mon assistance viendrait trop tard. A mon arrivée, en effet, elle était morte. Les deux sages-femmes espéraient un résultat favorable, parce que les douleurs étaient fortes, continues, et que la femme ne perdait pas de sang. Mais ces longues tortures l'avaient épuisée. Les sages-femmes ajoutèrent qu'il y avait deux tumeurs distinctes dans l'abdomen, chose qu'elles n'avaient jamais vue. Je remarquai, en effet, à l'examen du corps, ces deux tumeurs. A l'autopsie je trouvai l'une de ces tumeurs formée par l'utérus, contenant l'enfant ; l'autre par la vessie prodigieusement distendue par la plus grande quantité d'urine que je n'ai jamais vue contenue dans une vessie humaine. Les femmes de l'entourage me dirent alors que la défunte n'avait pas rendu plus d'une soucoupe d'urine depuis plusieurs jours auparavant, ni depuis qu'elle avait commencé à avoir des douleurs. L'enfant était en bonne position, très engagé et pressant sur le col de la vessie, était sans doute la cause de cette distension d'urine (Chapman. *A treatise on the improvement of midwifery.* London, 1735).

Ce pronostic est assombri par les ruptures qui se produisent sur les organes du canal pelvi-génital. Nous avons trouvé, en effet, un certain nombre de ruptures de la vessie ou de l'utérus, ou des deux à la fois, qui ont occasionné la mort. Cet accident a été signalé comme possible par Guillemeau. « Quelques femmes ont été trompées pour avoir pris ladite vessie aussi pleine d'eau pour les eaux qui se forment de l'enfant, ayant été cause de faire crever ladite vessie, ce qui est digne de grande considération. »

OBSERVATION XXXVIII. — Femme de 35 ans, rachitique et valétudinaire, était enceinte pour la troisième fois. Au cinquième mois, elle fit deux chutes successives dans lesquelles le ventre porta sur le sol ; nul accident grave ne s'ensuivit immédiatement. Le 4 juin elle était parvenue au terme naturel de la grossesse et le travail commença. Jusqu'au lendemain midi les progrès furent lents. La tête était fort haute et difficilement atteinte par le toucher. A cette époque les membranes se rompirent, les douleurs s'accrurent, la dilatation s'acheva. Nous remarquâmes alors qu'un mouvement fébrile s'était développé, que la vessie obstruée était distendue par l'urine et que l'utérus était fortement incliné à droite. Nous voulions recourir au cathétérisme, la femme n'y voulut pas consentir.

Tout à coup les contractions cessent, une douleur vive continue, et rapportée à toute l'étendue de l'abdomen, leur succède ; le ventre change de forme, et il est plus particulièrement du côté droit d'une exquise sensibilité. En même tempe la tumeur formée dans la région hypogastrique par la vessie distendue disparaît et la tête du fœtus s'élève au-dessus du détroit supérieur. Cessation des contractions utérines. Forceps inutile. Introduction de la main, saisie d'un pied ; extraction d'un enfant de six livres trois-quarts. La matrice était rompue en avant et en bas, la femme expire le troisième jour après son accouchement.

Autopsie. — Intestins météorisés, rouges, une anse d'intestin grêle était engagée, non serrée dans la plaie de l'utérus, la vessie était à sa face postérieure déchirée dans une étendue d'environ 2 pouces (Mme LACHAPELLE. *La pratique des accouchements*, 1821-1825).

Dans ce cas la rupture de la vessie a été évidemment consécutive à celle de l'utérus, et la lésion de ce dernier organe a été probablement la conséquence des efforts exagérés qu'il était obligé de faire pour lutter contre l'obstacle que la vessie pleine apportait à l'accouchement.

OBSERVATION XXXIX. — Lundi matin 7 mars 1766, je fus appelé pour visiter Mme X..., âgée de 37 ans. En travail de son 1er enfant. La sage-femme m'informa que les douleurs avaient commencé le samedi, les membranes s'étaient rompues ce jour-là ; la tête de l'enfant était descendue dans l'excavation et dimanche elle était aussi avancée que lorsqu'elle m'avait appelé. A l'examen je trouvai le vertex pressant sur la partie inférieure du rectum et une des oreilles contiguë à la symphyse pubienne. Les douleurs étaient modérément fortes et régulières, le pouls très bon. Je laissai la parturiente aux soins de la sage-femme ; sur le soir nouvelle visite, même état ; je conseille encore d'attendre. Le samedi suivant, 12, on me fit demander de nouveau, je la trouvai sur son lit, se plaignant de grandes douleurs dans l'abdomen qui était considérablement distendu. Respiration rapide et difficile, augmentée par le décubitus. Éructations, nausées ; pas de vomissements, soif vive, pouls plein, rapide, 124 pulsations à la minute. On me dit qu'elle était accouchée le mardi soir d'un enfant mort, et qu'elle était en bon état la nuit et le jour suivant dans la matinée ; dans l'après-midi elle avait rendu des matières jaunâtres, fétides. Les symptômes de péritonite s'accentuèrent et la malade mourut le mercredi suivant 16 mars. Dans l'intervalle elle fut sondée, car elle n'avait pas uriné depuis 30 heures, et on ne retira que 6 onces d'urine épaisse et très foncée en couleur. L'autopsie nous révéla une grande quantité d'urine dans l'abdomen. La vessie était déchirée à sa partie supérieure dans une étendue suffisante pour introduire le doigt. La garde et les amies nous dirent qu'elle n'avait pas uriné pendant les deux jours et les deux nuits qui avaient précédé sa mise au lit ; la sage-femme ajouta que pendant tout son travail elle avait été continuellement mouillée et n'avait eu aucune envie d'uriner (Hunter. *Medical observations and inquiries by a Society of physicians of London*, 1771).

Observation XL. — Je fus appelé près d'une pauvre femme de Bacon Street, pour un travail laborieux. C'était son premier enfant. Comme j'étais absent, un médecin, mon ami, alla la voir, et la trouvant dans l'état le plus dangereux, avec un pouls à peine perceptible, les extrémités froides et un mauvais état général, jugea qu'une délivrance immédiate était nécessaire, il y réussit en amoindrissant la tête. Il lui fit donner des reconstituants et mettre des boules d'eau chaude aux pieds. Pendant une heure elle parut aller bien ; après ce temps, elle s'affaissa de plus en plus et mourut environ deux heures après la délivrance. A l'autopsie, on trouva la vessie largement déchirée et son contenu répandu dans la cavité abdominale en quantité considérable. Cette femme avait été en travail plusieurs jours, ayant pour lui donner des soins, une sage-femme qui s'était absentée plusieurs fois et qui avait totalement négligé l'état de la vessie (Ramsbotham. *Practical observations in midwifery*, 1842).

Observation XLI. — Vers 10 heures du soir, mercredi 16 juin, je fus appelé pour voir une femme âgée de 36 ans en travail de son premier enfant. Le travail avait commencé lundi et avait continué lentement mais progressivement jusqu'à vendredi matin. Les douleurs avaient alors été plus violentes jusqu'à 4 heures du soir ; à ce moment, la femme avait ressenti une douleur extraordinaire dans le côté droit, avec la sensation d'un liquide qui s'écoulait dans son ventre. Les douleurs du travail commencèrent alors à décliner et à mon arrivée elles avaient complètement cessé. La respiration était courte et saccadée ; il n'y avait pas d'hémorrhagie. La tête de l'enfant était dans l'excavation, le front vers l'aine droite et l'oreille vers le pubis. Mme R... me dit qu'elle n'avait pas uriné depuis lundi soir, mais qu'elle avait été continuellement mouillée par son urine qui s'écoulait goutte à goutte. Nous ne trouvions point de tumeur vésicale, mais une irrégularité vers le fond de l'utérus comme un coude plié ou un genou, ce qui me fit soupçonner une rupture utérine. Je fis une application de forceps et tirai l'enfant. Il fallut faire une délivrance artificielle après laquelle l'utérus parut bien rétracté, mais son fond était irrégulier. Le soir du vendredi, la femme expira. L'autopsie nous montra une quantité assez considérable de liquide sanguinolent; l'utérus était rétracté et intact, il présentait en avant et en haut une tumeur grosse comme un œuf de poule. Cette tumeur obstruait une déchirure de la vessie, large comme une demi-couronne (RAMSBOTHAM. *Loc. cit.*).

Selon Vidal de Cassis la rupture de la vessie n'est guère possible à moins d'une altération préalable des parois. Houël qui a fait à ce sujet des expériences sur le cadavre affirme qu'il faut pour opérer cette rupture une pression équivalente à une atmosphère. Velpeau prétend que la contraction énergique des muscles abdominaux pendant l'accouchement a pu produire cette lésion.

Burns admet la possibilité de cette rupture. Il s'appuie sur l'autorité de Bedingfield qui fait mention d'un cas où la vessie paraît avoir été déchirée pendant un travail très aisé qui n'avait duré que 2 heures. La malade mourut de péritonite.

La rupture de l'utérus peut s'expliquer d'après Bandl d'une façon assez satisfaisante. Dans le travail normal au moment de la contraction le fond et le corps de l'utérus augmentent d'épaisseur, tandis que le segment inférieur est distendu par l'œuf. Si la descente du fœtus est empêchée par un obstacle quelconque la résistance des ligaments qui maintiennent l'utérus en place est vaincue par la rétraction du fond et du corps de l'organe, et comme conséquence l'anneau de Bandl est tiré en haut. Le segment inférieur est aminci, de sorte que dans les cas extrêmes le fond épaissi de l'utérus recouvre à la manière d'une coupe retournée l'extrémité pelvienne du fœtus.

A mesure que les contractions augmentent, le segment inférieur s'amincit ; peu à peu les tissus se dissocient ; au summum d'une douleur la perforation complète des tissus du col se produit.

Nous terminerons tout ce qui a rapport à la déchirure de la vessie par l'observation suivante tirée de Bonafous.

Observation XLII. — Femme de 32 ans, primipare. Le travail s'était arrêté à la suite de manœuvres intempestives qui ont fait rompre prématurément la poche des eaux. La femme n'avait pas uriné depuis deux jours. Au moment du passage des épaules la parturiente éprouve une sensation de déchirure, immédiatement suivie de l'écoulement d'une assez grande quantité d'urine par le vagin. La paroi du vagin était rompue ; guérison par fistule (Thèse de Montpellier, 1881).

Ces fistules vésico-vaginales, peuvent se produire sans rupture immédiate de la vessie. Lorsque le travail a été ainsi ralenti par la présence de l'urine dans la vessie, au moment où la tête appuie sur le bas-fond ou le col de cet organe, il peut en résulter une mortification des tissus et la production d'une escarre qui, à sa chute, laisse une fistule vésico-vaginale. Ce n'est cependant pas un fait très fréquent, car sur 400 cas tirés des cliniques obstétricales de Robert Lee, nous n'en trouvons que 5 cas.

Cas 45. 2 jours et demi de travail. Cathétérisme demandé, inflammation et escarre du vagin.

Cas 62. Primipare, 72 heures de travail; rétention d'urine; tête comprimée au détroit supérieur ; grande inflammation et escarre ; mort.

Cas 84. 3 jours de travail. Vessie pleine d'urine. La tête considérablement bouffie et comprimée, fixée solidement au détroit supérieur ; escarre du vagin et fistule vésico-vaginale.

Cas 93. Un cas de travail très laborieux. Vessie énormément distendue; tête a été longtemps comprimée au passage, parties molles enflammées et œdématiées. Cathéter ne put passer avant diminution de la tête. Mort d'inflammation de vessie.

Cas 96. Primipare, travail 3 jours et 3 nuits. Rétention d'urine, tête fortement pressée au passage et bouffie, escarre et fistule vésico-vaginale.

Quelques-unes de ces observations mentionnent même l'inflammation de la vessie, consécutive à la compression que cet organe distendu a subi; la mort de la parturiente. Ces contusions, ces froissements que subit la vessie, sans amener la mort, peuvent être cause de fistules et de l'incontinence d'urine consécutive à une inertie et une paralysie de l'organe qui permettent une rétention d'urine considérable sans que la femme en ait conscience ; et lorsqu'on lui dit d'uriner il ne s'écoule que quelques gouttes d'urine.

Enfin, la lenteur du travail, l'épuisement que la femme en ressent, sans parler des hémorrhagies de la délivrance, peuvent occasionner une faiblesse consécutive de la mère dont elle est quelquefois fort longue à se remettre.

Pour l'enfant, le pronostic est généralement assez grave, il ne peut guère supporter les contractions si longtemps continuées de l'utérus, surtout après la rupture des membranes, et il meurt souvent avant que la femme soit délivrée. Quelquefois la mort survient à la suite des contusions qu'il éprouve à la tête, pressée contre les os du bassin.

TRAITEMENT

Le traitement découle des observations que nous avons mentionnées. Si la femme ne peut uriner seule « il faudra la faire uriner avec une sonde propre qui sera mise doucement en la vessie, car il s'est vu à quelques-unes que les fibres qui font la contraction de la vessie, afin de chasser l'urine étaient tellement débilitées et même tout le corps d'icelle pour avoir été trop étendues, que l'urine n'en pouvait sortir » (1). Le cathéter ordinaire peut quelquefois être impossible à introduire, sa courbure ne s'adaptant plus à la situation nouvelle qu'occupe l'urèthre. De plus, les cathéters, contenus dans les trousses de l'accoucheur, se trouvent exposés aux souillures de l'air, et peuvent occasionner des cystites, très rares aujourd'hui, dans le post partum chez les femmes accouchées à l'hôpital, surtout à la Maternité Baudelocque, où les sondes en verre ou en caoutchouc sont continuellement dans un bain antiseptique (biiodure d'hydrargyre). En tournant la concavité de la sonde d'un côté ou de l'autre, on réussit quelquefois mieux que par le procédé classique.

Si ces tentatives sont infructueuses, on peut essayer avec une sonde molle en caoutchouc qui suit bien mieux les courbures de l'urèthre. Le doigt introduit dans le

(1) Guillemeau. *De la grossesse et de l'accouchement des femmes,* 1621.

vagin peut, en soulevant la tête de l'enfant, permettre une introduction plus facile. En plaçant la femme dans la position obstétricale on se facilite la tâche.

On peut encore recourir au vieux et excellent procédé indiqué par Mauriceau : « la femme soulèvera pour ce faire, elle-même un peu son ventre en les mains ». En soulevant son ventre, elle remonte généralement la tête de l'enfant qui s'appuie sur le col ou le bas-fond de la vessie, ce qui évite de faire placer la femme dans la position genu-pectorale, position à laquelle on aura cependant recours, si tous les procédés indiqués plus haut ne réussissent pas. Enfin, il restera comme suprême ressource la ponction de la vessie.

S'il y a cystocèle vaginale, on pratiquera le cathétérisme de la même façon, en ayant soin de tourner le bec de la sonde en bas. La vessie évacuée, il faudra soulever la tumeur, la remonter dans la cavité abdominale jusqu'à ce que des douleurs viennent pousser la tête dans l'excavation et l'empêcher de se reproduire. Witham (1) cite un cas dans lequel il réussit par ce procédé à avoir une délivrance spontanée.

(1) *British med. Journal*, mai 1883.

CONCLUSIONS

La rétention d'urine pendant l'accouchement et la délivrance peut produire des résultats tellement graves pour la mère et l'enfant, que nous croyons pouvoir conclure ainsi :

I. — Tout accoucheur appelé auprès d'une femme au début du travail, ou à n'importe quel moment, doit s'enquérir du temps écoulé depuis la dernière miction, et de la façon dont ses mictions se sont accomplies pendant la grossesse.

II. — L'accoucheur ne doit pas se contenter des réponses de la parturiente, mais pratiquer un examen attentif des organes génito-urinaires.

III. — Une petite quantité d'urine contenue dans la vessie suffit à amener des désordres graves ; l'accoucheur doit faire vider naturellement ou vider artificiellement la vessie.

IV. — S'il est toujours utile de vider la vessie, même dans l'accouchement naturel, il est de la plus haute importance de la vider quand il est nécessaire de pratiquer une opération obstétricale : version, application du forceps, opération césarienne, etc.

INDEX BIBLIOGRAPHIQUE

Aurard. — *Gazette des hôpitaux*, p. 315, 1862.

Baudelocque. — *L'art des accouchements*, nouvelle édition, t. II, p. 271, 1789.

Bonafous. — Thèse de Montpellier , p. 7, 9, 12, 14, 29, 42, 1881.

Bougon (G.) — Thèse de Paris, p. 68, 1873.

Bource. — Thèse de Paris, p. 37, 1883.

Broadbent. — *Trans. of obst. Society in London*, vol. V, p. 44, 1864.

Carson James. — *Med. Times and Gaz.*, t. I, p. 171, 1859.

Cazeaux. — *Traité de l'art des accouchements*, 9e édit., p. 386, 752, 1874.

Chapman. — *A treatise on the improvement of midwifery*, 2e édition, p. 143. Case XL, 1735.

Charpentier. — *Traité des accouchements*, 2e édit., t. I, p. 266, 500, 731 ; t. II, p. 310, 1890.

Charrier. — *Gazette des hôpitaux*, p. 21, 1866.

Christian. — *Edinb. med. Journ.*, vol. IX, p. 281, 1813.

Doyle. — *Gazette des hôpitaux*, p. 575, 1840.

Egan James. — *Med. Times and Gaz.*, t. II, p. 225, 1872.

Filliol. — Thèse de Strasbourg, p. 8, 13, 1869.

Gardien. — *Traité d'accouchement*, t. I, p. 208 ; t. II, p. 182, 1824.

Guillemeau. — *De la grossesse et l'accouchement des femmes*, édit. rev. par Ch. Guillemeau, p. 202, 1621.

Halliday Croom. — *État de la vessie pendant la grossesse*. In-8°, Edinburg, p. 13, 14, 25, 26, 27, 41, 1884.

Hart Berry. — *Edinb. med. Journ.*, v. 25, p. 892, 1880.

Hunter. — *Med. observ. and inquiries*, vol. IV, p. 58, 1771.

Jacquemier. — *Manuel de l'art des accouchements*, t. I, p. 238 ; t. II, p. 51, 1846.

Joulin. — *Traité d'accouchement*, t. I, p. 416, 418, 1866 ; t. II, p. 51, 840, 1867.

Lachapelle (Mme). — *La pratique des accouchements* : 1er mémoire, p. 54 ; 2e mémoire, p. 234 et 241, 1821 ; 4e mémoire, p. 121 ; 8e mémoire, p. 168, 1825.

Lépine (A.). — Thèse de Paris, p. 7, 8, 9, 14, 17, 18, 19, 1877.

Levret. — *L'art des accouchements*, 3e édition, p. 229, 1766. *Observations sur les causes et les accidents de plusieurs accouchements laborieux*, 4e édit., p. 105, 1770.

Lusk Thompson. — *Science et art des accouchements*, traduit par Doléris, p. 617, 694, 1885.

Mattei. — *Clinique obstétricale*, t. III, p. 340, 1866.

Mauriceau. — *Traité des maladies des femmes grosses*, 6e édition, p. 138, 1721.

Mauriceau. — *Observations sur la grossesse et les accouchements*, nouvelle édition, p. 71, obs. LXXXV, 1728.

Merriman. — *Synopsis of difficult. parturition*, 3e édit., p. 110, note, p. 202, 1820.

Mons Laurent. — Thèse de Paris, p. 56, 1877.

More James. — *Edinb. med. Journ.*, vol. 27, p. 244, 1881.

Padzinski. — Thèse de Strasbourg, p. 19, 22, 26 à 33, 1869.

Portal — *La pratique des accouchements*, obs. XLV, p. 214, 1685.

Puchelt. — *Commentatio de tumoribus in pelvi partum impedientibus*, p. 189, 1840.

Puzos. — *Traité des accouchements*, édit. corrigée par Morisot-Deslandes, p. 135, 1759.

Ramsbotham. — *Practical observ. in midwifery*, 2e édit., p. 446, 1842.

— *Med. Times and Gaz.*, t. I, p. 3, 1859.

Richet. — *Annales de gynécologie*, 1er semestre, p. 314, 1880.

Roux (A.). — *Journ. de méd., de chirurgie et de pharm.*, t. XVII, p. 180, 1762.

Schrœder. — *Manuel d'accouchement*, traduit sur la 4e édit. all. par Charpentier, p. 132, 202, 448, 1875.

Smellie. — *Traité de la théorie et pratique des accouchements*, traduit par M. de Préville, t. I, p. 163, 1771 ; t. III, Observations sur l'accouchement, p. 339, 1765.

Stoltz. — Th. de concours, p. 22. Strasbourg, 1834.

Tarnier. — *Traité d'accouchement*, t. I, p. 194, 480, 707, 1882 ; t. II, p. 151, 1886.

— Thèse de concours, p. 2, 81. Paris, 1860.

Velpeau. — *Traité de l'art des accouchements*, 2e édit., t. II, p. 22, 1835.

Witham. — *British med. Journ.*, p. 907, mai 1883.

IMPRIMERIE LEMALE ET Cie, HAVRE

www.ingramcontent.com/pod-product-compliance
Ingram Content Group UK Ltd.
Pitfield, Milton Keynes, MK11 3LW, UK
UKHW031944260826
14628UKWH00004B/1841

9 782019 665432